DES MOTS PAR-DELA NOS MAUX

Evelyne Aguilera

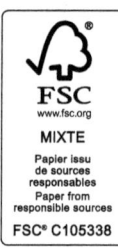

© Evelyne Aguilera

Editions BoD – Books on Demand
12/14 rond-point des Champs Élysées, 75008 Paris, France

Impression BoD – Books on Demand
BoD-Books on Demand, Norderstedt, Allemagne
ISBN : 978-2-8106-2024-1

Dépôt légal : Avril 2016

J'ai fait de ma plume
L'appât des mots
Pour écrire la Vie
A fleur des maux

Evelyne A.

Dédicace

A mes ami(e)s, ma famille

A mes fidèles lectrices et lecteurs de ma page facebook

www.facebook.com/desmotsaudeladesmaux

Merci pour votre fidélité, vos encouragements,
vos remerciements.

Mention spéciale pour Sandrine P.
pour son soutien, le temps et l'attention accordés
à la relecture de ce livre.

Introduction

J'ai fait de ma plume
L'appât des mots
Pour écrire la Vie
A fleur des maux.

Parfois, elle peine.
Des fois, elle caracole,
Du noir au blanc,
De maux en mots.

Parfois criante
Sur cette page blanche,
D'autres fois, légère,
Tout dépend de l'encre.

Elle est là pour exorciser,
Nourrir et guérir,
Charmer et réconforter,
Cela dépend.

Elle se veut aussi douceur, confidente ou amie.

Ma plume vous invite au cœur de mes mots
Pour un voyage au creux de vos émotions,
Pour vous inciter à réfléchir, prendre conscience
et avancer.

***

Un seul mot bien choisi peut raisonner en vous
Et vous éclairer d'un jour nouveau.
Mais les mots, à eux seuls,
ne peuvent guérir tous les maux.
Pour autant, ces mots issus de ma plume,
sont là pour vous réconforter,
vous encourager et stimuler votre instinct de survie.

***

Que ces mots puissent vous permettre de faire
un pas en avant,
De vous relever pour regarder devant
Et enfin percevoir, tout autour de vous,
Ces pétales de Bonheur que sont
ces « petites choses » de la Vie.

***

Bon voyage au fil des mots.
Page après page,
apprivoisez vos maux.
Evelyne

Sommaire

1. L'Absence et le Manque........................... P 09
2. L'Amitié et l'Amour................................ P 21
3. La Douleur et la Peine............................ P 41
4. L'Espoir .... P 51
5. Le Courage Intérieur............................. P 57
6. Le Temps ....P 79
7. La Solitude ....P 95
8. Les Vertus du Cœur ....P 101
9. Mots dits ou « maudits » .... P 115
10. Si Vieillir m'était conté .... P 121
11. Des Pétales de Bonheur .... P 127

L'Absence et le Manque

L'Absence

Perdre un être cher,
C'est perdre une partie de Soi.,
Un morceau de sa vie,
La pièce d'un puzzle
Qui restera à jamais inachevé,
Au plus profond de notre cœur.

Pourtant
Son absence nous envahit de sa présence
Pour ne plus nous quitter.
Il est là, au fond de notre Ame et de notre Cœur,
Prêt à ressurgir dans un souvenir,
Pour apaiser notre douleur.

Laissez-vous emporter,
Par vos pensées et vos rêves,
Pour retrouver cet Etre un instant,
Car il est toujours là.

Aussi, regardez en avant …
C'est ce qu'il aurait voulu.
Il sera toujours près de vous.

Le Manque

Parfois, il y a des moments
Où une personne te manque tellement
Que tu aimerais la faire sortir
De tes rêves ou de tes souvenirs
Pour la serrer très fort contre Toi ...

Vous avez dit Mélancolie ?

Non, c'est simplement
Remonter le temps,
A la rencontre de personnes chères,
Venues nous rendre visite
Et nous tenir compagnie,
Pour combler le manque
Qui nous étreint …

Les Souvenirs et le Passé ou les Souvenirs Passés

Ah, comme nous aimerions retenir avec force,
Ces souvenirs, ces images d'Etres chers,
Les serrer dans nos bras comme on serre un Corps Aimé !

Combien de temps encore ces images vont -elles rester limpides
Avant qu'elles ne se brouillent et s'effacent ?
Qu'allons-nous garder de ce passé ?
Choisissons-nous ? Je ne sais …

Avec le temps, l'oubli s'installe au fil des ans.
Pour autant, les meilleurs souvenirs s'ancrent au fond de nos Cœurs
Pour ne jamais disparaître.

Ce n'est plus une image, ni un souvenir,
C'est une présence qui nous accompagne chaque jour,
Au fond de notre Cœur, au creux de notre Ame.

**Ils ne sont plus là où ils étaient, mais
Ils sont maintenant partout où Vous êtes…**

Votre Cœur saigne
De jour comme de nuit.
Votre souffrance est indicible,
Même les mots peinent à vous consoler.

Certaines dates, certains jours,
Sont plus difficiles que d'autres,
A passer, à continuer.

Votre douleur s'atténuera avec le temps
Même si la souffrance est toujours là.

Rien ne pourra vous faire oublier leur présence.
Ils seront toujours à vos côtés,
Partout où vous irez,
Car ils sont en Vous pour Toujours.

Que leurs mots vous portent chaque jour,
Et vous donnent la force d'avancer.
Redécouvrez l'envie de vivre …
Car c'est ce qu'ils voudraient le plus pour Vous !

Pour Celles et Ceux qui ont perdu un Etre Cher

Tu es parti, tu m'as quittée,
Tu n'es plus là,
Tu es de l'Autre côté.
Et je suis comme perdue depuis.

Le temps a passé
Mais j'ai toujours aussi mal.
Je voudrais le cacher,
Je ne peux l'empêcher.

Je pleure souvent,
Encore et encore.
Tu étais mon repère,
Souvent, tu me guidais.

Me voilà au milieu du chemin,
Où je me sens perdue parfois,
Car ne plus jamais te revoir,
Me plonge dans le désarroi.

Pour autant, je continue ma Vie,
J'essaie sans Toi.
Mais tu es tellement loin de moi.

Mon Cœur est en sursis,
Il pleure ces souvenirs de toi,
Nos moments complices.

Dans sa tristesse insondable,
Mon Cœur t'envoie des SOS.
Dans son incommensurable douleur,
Il vide toutes ses larmes.

Souvent, je regarde le ciel,
Cherchant en vain,
Un signe de Toi.

Personne ne pourra te remplacer.

Je t'Aime, pour l'Eternité…

Au-delà de l'Absence, ton Eternelle Présence

Avec ton départ, une partie de moi, tu as emporté,
Mais une partie de Toi l'a remplacée.

Certes, tu laisses inachevée l'aquarelle de notre Vie.
Pour autant, tu esquisses tout en douceur un nouveau paysage,
Une œuvre que tu aimerais que je continue,
Car telle aurait été ta volonté.

Aussi, au fil du temps,
Je me plais à me laisser dériver,
Au gré des souvenirs,
En suivant tes traces laissées dans le sable humide,
Pour y puiser cet air frais dont j'ai tant besoin.

A Chaque fois que je t'appelle,
Tu es là dans mon cœur.
Je te sens, je te vois, tu me souris,
Tu réchauffes ainsi mon Ame,
Faisant naître un sourire sur ce visage
Que tu aimais caresser.

Tu me fais prendre conscience de la fragilité de la Vie
Et de toute sa magnificence.
Aussi, je t'emmène avec moi
Sur ce nouveau chemin qui s'ouvre devant Moi.

L'Amitié et l'Amour

Ces Anonymes

Certaines personnes nous rendent heureux
Par leur simple passage dans notre Vie, au gré du hasard.
Rencontres fugitives,
Rencontres de quelques heures à nos côtés,
Rencontres plus longues.
Nous les appelons des Amis.

Amis de passage,
Amis de vacances,
Amis de Cœur ct d'Ame.

Chacun a ou a eu sa place dans notre Vie.
Ils ont éclairé notre visage d'un sourire
Mis une étincelle de bonheur dans nos Cœurs.

Ils ont pris un peu, voire tout de Nous.
Nous avons emporté un peu d'eux, peut-être tout
D'autres encore n'ont rien laissé.

Chaque personne rencontrée n'a jamais été le fruit du hasard.
Elle nous a permis d'avancer …

Merci à tous ces ami(e)s qui ont croisé ma Vie.
Leur rencontre a été source de bienfait et d'enseignement.

Ami ou Contact

Facebook.
C'est à celle ou celui qui aura le plus d'ami(e)s !
C'est une illusion non ?

Lorsque nous avons des moments difficiles à passer,
Où sont nos ami(e)s ?
Qui reste véritablement lors de ces épreuves que nous traversons ?

Si vous regardez bien, les personnes qui vous demandent réellement "Comment te sens-tu ? Pourquoi ça ne va pas ? « Raconte ?"
Ces ami(e)s se comptent sur les doigts de la main.

Beaucoup prétendent être là, mais
Dès lors que nous remonter le moral prend trop de temps,
Dès lors que c'est d'un ennui et d'un redondant,
Il n'y a plus personne !

Rares sont ceux qui sont réellement capables et prêts à écouter, à remonter le moral et non conseiller.

Dans ces moments difficiles,
Trouvez cette personne qui ne vous jugera pas,
Qui vous rappelle vos qualités,
Qui vous prend la main et vous serre dans ses bras,
Et qui par sa douceur, ses paroles que vous connaissez peut-être déjà,
Réussira à vous faire au moins sourire.

Voilà ce qu'est un Ami ou une Amie !

De Passage…

Autour de Toi,
Des personnes changent,
Se désintéressent de Toi,
Ne donnent plus signe de vie,
T'effacent de leur mémoire ou de leur vie
Aussi simplement qu'un clic sur la touche "suppr" de ton clavier.
Tes messages et tes appels restent sans réponse…

Accepte cela !
Il faut tourner la page et continuer d'avancer.

Mamies et Mamans de Cœur !

Petit à petit,
Une complicité s'est installée.
Ecoute, patience, confiance,
Cette Mamie, Maman de Cœur a développé.

A Elle, vous vous êtes confié.
Elle a su vous épauler,
Vous guider, vous accompagner.

Elle vous a secoué
Lorsque vous "déliriez".
Elle a su vous rassurer
Lorsque vous doutiez.
Elle a su vous consoler
Lorsque vous aviez mal.

Elle a su faire face à vos états d'âme
Sans jamais vous juger.
Elle a su vous écouter
Avec une infinie patience.

Elle a su vous apporter

Cette affection que vous recherchiez.

Elle a pu combler

Ce manque affectif dont vous souffriez.

Près de vous ou dans votre Cœur pour toujours,

Cet hommage est pour Elles.

L'Amour

Il peut être léger, pétillant, ivre de Vivre,
D'un instant, de quelques semaines,
Voire quelques mois.

Profond, passionnel, tenace,
Défiant les décennies,
Il est toujours présent envers et contre tout.

Nous submergeant de bonheur,
Nous écorchant aussi au plus profond de notre Ame,
Lorsqu'il s'éloigne pour ne plus revenir.

Peu importe le temps qu'il dure,
Il faut l'attraper au vol,
Ne jamais le laisser passer.

Il faut le Vivre
Car
Vivre c'est Aimer,
Aimer c'est aussi Vivre.

La Rencontre

Un beau jour, vous rencontrez une personne.
Une attirance inexpliquée vous pousse vers Elle.

Dès les premiers regards,
Dès les premiers mots,
Dès les premiers gestes,
Dans ses bras, vous avez envie d'être.

Ses regards, vous cherchez.
Ses mots, derrière le silence, vous percevez.
Vous n'avez plus envie de la quitter !

C'est comme si vous la connaissiez depuis toujours...

Vous aspirez à La revoir,
Vous aspirez à être dans ses bras,
Vous espérez qu'Elle sera là, de nouveau.

Vous L'Aimez déjà
C'est Elle ...

Mon Cœur

Tu as la couleur du rêve,
La Saveur de la réalité.
Tu es La lumière de mes jours,
La lune de mes nuits.

Dès les premières minutes,
Perturbée, je fus
Irrésistiblement attirée,
Mon Ame le fut.

Ce fut une évidence
Dès les premiers instants.
Toi, Près de Moi,
Moi, contre Toi.

Sous un Mélange subtil
D'humour et de rires,
Nos regards se croisèrent
Et la magie opéra.

Nos bras enlacèrent nos tailles
Avec une tendresse évidente,
Et Nos mains se trouvèrent,
Avant même que nos Cœurs se parlent.

Comme dans le film « Benjamin Button », on fait parfois le chemin à l'Envers

On rencontre une personne.

On apprend à la connaître.

On éprouve de l'affection.

On s'attache.

On l'aime.

Puis un jour, on prend conscience

Que le chemin inverse est pris.

De l'Amour, on est passé à l'attachement,

De l'attachement à l'affection,

De l'affection à la sympathie,

Jusqu'à l'indifférence

…

Comme un Elastique

Tu étires cet élastique.
Tu joues même parfois avec lui
Pour en tester la résistance.
Il tient ! Il reprend sa place encore et encore
Même si une déformation apparaît au fil du temps.

Mais au bout d'un moment, il rompt.
Tu es tout surpris d'ailleurs,
Car tu ne t'y attendais pas.
Tu pensais qu'il tiendrait
Car il a toujours tenu.

Pour autant, tu n'as pas pris conscience
Qu'il perdait de sa solidité
Et qu'un jour, il lâcherait.
Tu as beau faire un nœud encore et encore,
Il n'est plus comme avant.
Car il porte ces traces de rupture,
Les nœuds en sont les repères.

La relation est comparable à cet élastique.
On peut demander beaucoup à l'Autre.
On fait des erreurs qu'on renouvelle parfois,
Jusqu'au jour où L'autre atteint ses limites.
Et là, il est souvent trop tard ...

Alors, prenez soin de votre Relation pour en assurer sa solidité et sa longévité.

Toute Relation est Utile

Aucune Relation n'est une perte de temps
Si elle ne vous a pas apporté ce que vous cherchiez
Elle vous a au moins montré
Ce que vous ne vouliez plus.

La Raison et le Cœur ou le Cœur et la Raison

Le cœur fait parfois perdre la tête à la raison.
Inversement la raison peut faire taire Le Cœur.
Pour autant, ils peuvent tous deux avoir tort ou raison,
Tout est question de valeurs

Alors à tort ou à raison ?

Peut-on parler de dosage ?
Peut-être…

Sachez vous émerveiller sans être aveuglé,
Sachez-vous envoler tout en gardant un pied sur terre,
Ne perdez pas la raison
Tout en laissant le Cœur s'exprimer
Apprenez-leur à cohabiter
Ils sont là pour s'aider, se soutenir et se relayer …

Fin et Renouveau

Chacun, chacune d'entre nous, avons vécu un véritable Amour et nous pensions que c'était pour la Vie. Nous y croyions tellement que le jour où la séparation arriva, nous n'arrivions pas à y croire. Nous sommes passées à ce moment-là par toutes les phases, longues ou courtes, cela dépend de chacun.

C'est ce qu'on appelle la courbe du deuil.

Le déni
Nous refusons d'y croire et faisons tout absolument tout, au point parfois d'en perdre notre fierté, notre dignité en pensant que cela va s'arranger, que l'Autre va changer d'avis.
Puis nous voyons que cela perdure.

La résistance
Nous résistons à cette idée et trouvons, argumentons ; bref nous sommes prêts à tout pour retourner dans cette histoire.

Le point d'inflexion
Au bout d'un certain temps, par épuisement, par lassitude, par manque d'énergie,
Vous lâcherez prise obligatoirement.

La phase d'apprentissage
Et là, vous pourrez recommencer à penser à vous et démarrer une nouvelle vie.

La nouvelle Vie
Puis cette nouvelle vie deviendra votre quotidien et le temps vous verrez effacera,
cicatrisera cette blessure profonde.

J'ai pu prononcer les mêmes mots que vous.
Comme vous je ne voyais pas la fin de ce tunnel et je refusais d'avancer au point parfois de ne plus manger, de rester couchée même le jour et de ne plus avoir goût à rien ; je pensais que je ne pourrais plus vivre à nouveau mais je vous assure l'instinct de survie est là.

Alors vivre chacune de ces étapes, est inévitable.
Mais vivez vite à nouveau,
une nouvelle histoire vous attend déjà...

La Douleur et la Peine

La Peine

Tel un océan sombre et profond,
La peine peut nous submerger
Et nous entraîner vers le large,
Au rythme de ses vagues,
Qui insidieusement, invitent
Une douleur sourde parfois hurlante.

Une douleur arrivant sur la pointe des pieds,
Nous mettant le genou à terre le plus souvent,
Nous coupant le souffle,
Nous anesthésiant parfois.
Tant et si bien que la réalité s'échappe,
Le temps est alors comme suspendu.

On peine à retrouver son souffle,
A se relever au prix de nombreux efforts.
Et là, Nous la percevons, injuste.
Elle s'accroche pourtant à nous,
S'invitant dans notre quotidien,
Tant et si bien que nous ne formons plus qu'un.

Parfois enivrante, parfois paralysante,
Plus souvent tapie au fond de notre Ame,
La peine témoigne de la meurtrissure de notre Cœur.

L'Amour peut l'anesthésier.
Le plus souvent, tel un onguent,
Le temps en diminuera la souffrance.

L'acceptation, peu à peu, prendra sa place.
Les mots prendront le pas sur les maux.

Vous percevrez alors
La lumière d'un jour nouveau.

La Douleur Intérieure

Elle est là, parfois tapie au détour d'un instant.
Sournoise, elle s'abat sur nous
Quand on s'y attend le moins.
Elle nous prend en traître
Et nous fait plier le genou à terre.

Elle s'enfonce au plus profond de notre Ame
Pour ressurgir sans prévenir.
Et là, on se retient de crier, se mordant les lèvres.
Puis elle nous anéantit,
Nous laissant sans force comme « abruti ».

Une douleur lancinante,
Nous lâchant quand le sommeil vient
Et se réveillant en même temps que notre corps.
Parfois elle devient presque une amie
Que l'on apprend à supporter tous les jours.

D'autres fois, il y a celle qu'on ne peut ignorer,
Tellement forte, qu'on en oublie le reste
Et nous ne formons plus qu'un avec elle.
Certains la gèrent en fonçant tête baissée,
D'autres l'anesthésient, la surmontent ou l'ignorent.

Pour la surmonter, le plus important est de "refermer "
La blessure qui en est la cause.
Le temps sera votre allié.

Dans tous les cas, il faut faire face
Lorsqu'elle s'abat sur vous
Et continuer à se battre.
Car il vous faut la vivre
Pour la surmonter.

Le Chagrin

Le sourire aux lèvres, les larmes aux yeux,
On souffre en silence, pour faire croire qu'on va mieux,
Pour ne pas gâcher le bonheur de l'Autre !

Mais, inutile de le retenir,
Il a soif de liberté.
Laissez le aller
Lorsqu'il en exprime le besoin.

Parfois fougueux, parfois en retenue,
Il s'affaiblit en chemin
Emmenant avec lui
Ces parties de vous, abîmées.

Que deviennent ces Larmes qu'on ne verse pas ?

Messagères de joie ou de tristesse,
Ces perles d'eau venant du cœur,
Ont parfois du mal à se laisser aller.

Elles sont pourtant bien plus loquaces
Que tout autre mot ne pouvant décrire
Cette peine si lourde, tapie au fond de vous.

Votre Cœur suinte et ne peut contenir
Cette souffrance embrasant votre Ame,
Cette douleur qui vous désarme.
Seules vos larmes peuvent emporter,
Au fil du temps, ces tourments.

Pourquoi les emprisonner, les étouffer ?
Laisser les vivre et venir.
Nulle honte, nulle fragilité,
Juste Vous et votre sensibilité.

Des larmes libératrices
Qui peuvent vous soulager …

Un Miroir Brisé

Votre Vie vole en éclats,
Vous contemplez, hébété,
Tous ces morceaux éparpillés,
Couvrant le sol, çà et là.

Chacun d'entre eux,
Moments si précieux,
Sont des parties de votre âme,
Noyées par vos larmes.

Morceaux cassés,
Ame et cœur brisés,
Vous ne faites que vous blesser,
Sans pour autant réparer.

Il faut en accepter l'idée
Au risque de vous égarer.

Un passé de bonheur,
Un présent de douleur,
Un futur sans couleurs.

Par le déni tu passes,
La tristesse te terrasse.
Pour un jour te relever,
Te reconstruire et décider...

L'Espoir

Espoir

Il est de ces espoirs fous,
En équilibre sur un fil
Qui peuvent donner le vertige
De par leur fragilité.

Pour autant,
Il faut y croire,
Il faut avancer,
Avec ses peurs, avec ses doutes.

Car le temps passe …

L'espoir met le Cœur en mouvement,
Le courage met les pas en avant.

Vivez !

Espérer

E...xprimer l'inexplicable
S...ouscrire à l'insensé
P...ercevoir l'invisible
E...ffleurer l'intouchable
R...êver de l'inaccessible
E...ntretenir l'incroyable
R...éaliser l'illusoire

Dans l'Espoir que peut être un jour...

Dans l'espoir que peut être un jour,
La personne que vous aimez revienne.
Car vous l'Aimez toujours...

Mais, dans cette attente, que faites-vous ?
Vous arrêtez de vivre,
Dans l'attente d'un coup de fil, d'un sms, d'un je ne sais quoi
Que vous ne voulez absolument pas "louper" !

Mais elle, que fait-elle ?
Elle Vit, elle sourit, elle sort, elle mange, elle dort ….

Et vous ?
Pendant combien de temps allez-vous encore attendre

Pour Vivre ...

Le Courage Intérieur

Etre Fort

Être fort,
C'est être capable de montrer ce que l'on ressent.

Etre fort
C'est oser avouer son Amour.

Être fort
C'est conserver son calme dans les moments de désespoir.

Etre fort
C'est donner un peu de bonheur à une personne,
Même si nous avons le Cœur brisé.

Etre fort
C'est aussi ne rien dire, alors
Que nous voudrions crier notre angoisse.

Etre fort
C'est aussi consoler
Quand une personne a besoin de réconfort.

Etre fort,
C'est savoir se relever après une chute.

Etre fort,
C'est savoir sourire au-delà des larmes.

Etre fort,
C'est donner sans rien attendre en retour.

Etre fort,
C'est être capable de croire à nouveau en un jour meilleur.

Etre fort …

Une personne forte
Est celle qui peut fondre en larmes par moment
Pour ensuite se relever, continuer à se "battre" pour avancer.

Se Relever !

Parfois nous tombons.
Et en quelques secondes, le monde s'écroule.

La minute d'avant tout allait bien,
La minute d'après, on se retrouve au sol,
Plié en deux par la douleur
Et on se demande abasourdi, un peu égaré
« Qu'est ce qui m'arrive ? »
On a peine à y croire ...
On regarde hagard autour de soi,
Et là, se relever s'avère difficile.

Se relever,
Ne pas baisser les bras,
Quoiqu'il en coûte.

Se relever,
C'est renaître parfois dans la douleur.
Faire appel à toutes ses forces
Attraper la main qui se tend,
Peu importe comment
Pour être à nouveau debout ...

Partir, Revenir puis ...

Partir à la recherche de l'Ailleurs,
Sortir de sa zone de confort
Et ouvrir les fenêtres sur la Vie,

Pour s'ouvrir l'Esprit et le Cœur,
Pour se rendre plus fort,
Pour grandir.

Puis revenir, se poser
Et retrouver son nid douillet,
Pour réfléchir à tout cela.

Et peut-être, partir à nouveau
Pour mieux revenir
Ou pas ...

Car vous vous êtes trouvé ailleurs !

Partir Loin ...

Parfois, on aimerait partir loin de tout,
Faire le vide,
S'évader,
Rêver un peu,
Juste un peu ...

Respecte-Toi !

Respecte-toi suffisamment

Pour quitter
Ce qui ne te fait plus grandir,
Ce qui ne te rend plus heureux.

Pour quitter
La personne qui te blesse,
La personne qui t'humilie,
La personne qui ne te respecte plus.

Si ce n'est pour Toi,
Alors, pour la personne que tu vois dans le miroir
Lorsque tu te regardes.

Vous vous Décidez ou pas ?

Je lui dis, je ne lui dis pas.

J'y vais, je n'y vais pas.

J'ose, je n'ose pas.

J'attends, je n'attends pas.

Pendant que vous vous posez ces questions,

Le temps passe, la Vie passe

L'opportunité passe,

Et rien ne se passe ...

Essayer toujours d'Essayer

Ne jamais oublier
Mais se relever.
Faire un pas puis un autre.
Se tenir droit envers et contre tout.

Digne et fier de ce courage et cette force
Que vous puisez
Au fond de votre Ame,
Au fond de votre Cœur.
Fut-il brisé, il bat toujours.

Recommencez,
Reconstruisez,
Croyez.

Vous avez droit au Bonheur.
Il est au bord du chemin
Quelque part sur votre route.
Regardez et arrêtez vous
Dès que vous le voyez.

Prisonnier ou Pionnier ?

Certains souvenirs peuvent vous miner
Voire vous « tuer » à petit feu,
Car ils vous enchaînent aux ruines d'un passé
Qui vous emprisonne et vous plonge dans une inertie,
Presque salutaire.
Enfin, le pensez-vous.

Réveillez-vous !

Ces souvenirs vous ont suffisamment abîmé.
Laissez-les dans les abysses de votre Ame.
Lâchez prise.
Sortez de ces oubliettes
Dans lesquelles vous vous êtes réfugié
Pour vous nourrir d'images et de mots
Dont le « doux » poison
Vous éloigne lentement mais sûrement
Du présent et de la Vie.

Choisissez, il est encore temps.
Voulez-vous être un prisonnier de votre passé
Ou un pionnier de votre Avenir ?

Osez ouvrir la Porte de vos Rêves

Combien de portes n'osez-vous pas franchir
De peur de prendre des risques ?
Combien de fois préférez-vous "Mourir" intérieurement
Plutôt que d'oser être libre
De vos pensées, vos actes, vos mots, vos comportements ?

Au-delà de la peur, au-delà de l'obscurité,
Il peut y avoir un rayon de lumière
Qui peut mener à un meilleur bien être,
Peut-être même au bonheur.

Je sais, ce n'est pas facile mais
La vie implique de prendre des risques.
Sinon, vous risquez de stagner, de vous embourber
Dans un présent qui ne vous convient plus.

Osez pousser la porte de vos rêves !

Reprenez la Route

Au-delà de ces nuages
Qui couvrent votre Ame,
Au-delà des méandres
D'un passé qui vous retient.

Au-delà de souvenirs
Qui vous renferme
A une adresse abandonnée,

Cette étincelle au fond de vous,
Stimulera ce Cœur
Qui de ses cendres
Reprendra goût à la vie.

Reprenez la route
Pour un présent
Qui vous attend.

Les lumières de votre Cœur
Eclaireront cette route.

Prenez Votre Place !

Par lassitude,
Par peur,
Par habitude,
Par peur de ne plus être aimé,
Par peur d'être rejeté.

Parfois, nous acceptons l'inacceptable.
Mais vous n'êtes pas un "paillasson" !

Prenez du recul,
Regardez-vous dans le miroir,
Respectez-vous !
Respectez la personne que vous voyez dans celui-ci.

Ne vous laissez "plus piétiner "
Dites Stop, dites Non.

Vous n'êtes pas toujours la cause des difficultés de l'Autre ou des autres.
Ne laissez plus les autres décider à votre place.
Vous avez votre Place comme les autres ont la leur.
Alors Prenez votre Place.
Pensez à vous ! Vivez, enfin !

Pourquoi Courir après Elle ou Lui

Pourquoi courir après la personne qui te fuit ?
Elle est partie, accepte-le.

Ne te rabaisse pas.
Reste digne !

Si cette personne voulait vraiment te recontacter ?
Elle le ferait.
Son silence à lui seul est sa réponse.

Alors regarde devant et Vis.

**Quitter ce qui ne vous correspond plus,
c'est se Libérer …**

N'attendez pas que la coupe déborde,
Que le ras-le-bol soit insupportable,
Car il suffit parfois d'une toute petite étincelle
Pour que tout explose.

Avant que cela n'arrive,
Prenez conscience de ce qui se passe en vous
Pour vous orienter au bon moment sur le bon chemin.

Trouvez votre voie et votre raison d'Etre !

Gagner sa Vie

On parle souvent de « gagner sa Vie » et « faire sa vie »
Avec un sens propre à chaque expression.
Je préfère de loin « Gagner sa Vie ».

Nous avons parfois une deuxième chance.
Il faut la saisir, il faut se battre,
Avancer pas à pas,
Souvent dans la souffrance ou la douleur.
C'est le prix pour Vivre
Pour prendre conscience que nous sommes Vivants !

"Gagner sa Vie"
Le Bonheur s'acquiert par nos actions, par nos valeurs
A travers les leçons que la Vie nous enseigne,
C'est alors que nous percevrons toute sa Valeur.

Instinct de Survie

C'est à chacun d'entre Vous
De Trouver sa propre Voie,
Trouver ses propres questions,
Son rapport à la liberté,
Peut-être l'ébauche de réponses
Qui n'appartiennent qu'à Vous.

Vous avez un trésor,
Votre vécu, votre expérience
Qui vous ont tissé au fil du temps.

Si difficile à expliquer,
Si difficile à communiquer,
Vous êtes Unique.

Portez au fil des jours un autre regard,
Sur les Autres, sur Vous.
Partez à la quête de sens
Qui vous donnera l'envie d'avancer à nouveau
Votre instinct de Survie est là.

Il est plus fort que Tout
Soyez votre alliée !

Laisse …

Laisse aller le passé maintenant.
Il ne demande qu'à partir.
Cesse de perdre du temps
A t'enfuir dans tes souvenirs.

Tu fais vivre une illusion
Qui te fait souffrir.
Et par manque d'attention
Ton présent peut mourir.

Laisse ce présent te séduire.
Permet à ton avenir
D'espérer vivre.

Emprunte ce chemin
Du lâcher prise.
De tes souvenirs, lâche la main

Pour de nouveau à la Vie,
T'ouvrir.

A force de vouloir "Tout Donner"

Vous vous épuisez,
Vous vous étouffez,
Vous saturez
Puisque vous vous oubliez
Jusqu'à ne plus "exister",
Car vous ne faites plus rien pour vous.

Trouvez le juste équilibre
Entre le don et un peu d'égoïsme.

Ecoutez-vous, ressourcez vous
Car pour donner,
Il faut être soi-même heureux !

Force et Courage

Aie de la force pour affronter les épreuves.
Sois suffisamment conscient
Pour savoir quand tu as besoin d'aide.
Sois suffisamment courageux pour en demander.

Sois Digne !

Peu importe,
La porte qui se referme
Ou cette main qui ne se tend pas.

Tu parviendras à tes rêves
Car tu as cette volonté, ce courage
De te relever, d'avancer envers et contre tout
Pas à pas, fussent-ils les plus difficiles.

Tu restes droit,
Avec ce Cœur et cette Ame
Et surtout ta dignité, que tu as su garder.

Le Temps

Qui suis-je ?

Il est le compagnon de nos Vies.
On lui court après, on le défie ou on le fuit.
On peut le trouver long s'il est ennemi ou trop court s'il est ami.
Il est au cœur de tout ce que l'on vit.

On le prend, on le jette ; Il se défend et nous épie.
Parfois même, on ne sait qu'en faire
Tellement il nous indiffère.
On peut même se noyer dans ses instants éphémères.

On visite et revisite avec lui notre plus tendre enfance,
Ces moments gravés voire même ceux que l'on essaie d'oublier…
Avec lui, nos souvenirs s'éloignent, s'effacent voire trépassent.

Parsemés de regrets et d'oublis mais aussi d'instants de Bonheur,
On y loge nos plus beaux souvenirs, nos plus belles envies.
On a pour lui de l'Amour ou de l'indifférence.

Si seulement, il pouvait s'arrêter et nous accorder du répit
Sur nos plus beaux rêves et tendres moments.
Si seulement, il pouvait accélérer
Lors de moments plus douloureux.

Pour autant, il est réconfortant de penser
Qu'il est toujours là et qu'on en a encore…

Prenez du Temps

Prenez ou mieux, volez du temps au temps.
Construisez des minutes
Qui n'appartiennent qu'à vous.
Choisissez des heures creuses
Et remplissez-les de plaisir et de bonheur.

Dix Minutes

10 minutes sur 24 heures.
Juste quelques minutes,
Rien que pour vous.
Ne rien faire,
Juste vous poser quelque part,
Seul (e), tranquille.

Vous asseoir,
Savourer la fraîcheur de la nuit qui tombe,
Percevoir les bruits environnants,
Se détendre au son d'une musique que vous aimez,
Regarder d'un air attendri ou amusé,
Un proche près de vous.

Fermez les yeux,
Détendez-vous,
Laissez aller toute cette tension,
Lâchez prise un instant, juste 10 minutes.

Savourez ce moment
Qui n'est juste que pour vous.
Que cela fait du bien !

Passé, Présent et Futur

Il y a quelques heures,
J'étais dans l'attente de lire vos commentaires,
J'étais donc dans le futur.
Et pourtant en moins de quelques minutes,
Ma lecture de vos commentaires fait déjà partie du passé.
Quant à ce présent qui s'offre à moi dans l'instant,
Je ne peux que méditer et surfer sur cet espace-temps
Que je ne peux retenir.

Et pourtant l'espace d'un instant,
Ce moment s'est figé
Pour s'ancrer dans ma mémoire,
Qui au fil du temps, archive précieusement
Tous ces instants passés.

Je pourrais me laisser dériver sur ces instants
Qui créent ces moments,
Qui, du présent passent au passé
Mais je n'en ai pas le temps.

Le futur est lié au présent et donc au temps
Puisque notre présent détermine notre futur.
Tout en sachant que notre présent
Est lui aussi lié au passé,
Donc, en résumé, ces trois temps
Peuvent se conjuguer au passé, au présent et au futur.

En fait, seul, le passé et le futur n'ont de point commun,
La transition étant le présent.
Alors, vivons l'instant,
Puisque ce présent a ce pouvoir,
D'unir le passé et le futur.

J'aime conjuguer la vie au présent.
J'aime aussi avec nostalgie,
Plonger dans cet océan du passé,
Pour nager avec volupté,
Au milieu de souvenirs tendres et touchants.

Pour autant, je me prends à rêver
De ce futur inaccessible dans l'instant
Mais ô combien attirant,
Car flirtant avec le présent.

J'adore cet improvisation avec les mots,
Alors jouons avec les mots
Qui pour un temps se rejoignent
Pour s'éloigner dans le passé.
Et je vois se profiler au loin, ces mots
Pour l'instant invisibles mais bientôt présents,
De vos commentaires dans l'instant.

Ces instants d'écriture furent un plaisir
Et pourtant sont maintenant du passé.
Et je me mets déjà à rêver
A de nouvelles épopées à vos côtés
Tout en chevauchant le temps.

Les Traces du Temps

Il y a des minutes qui passent comme des jours,
Des jours qui passent comme des minutes.
Il y a des instants suspendus
Comme hors du temps.

Moments de Vie teintés,
Soit en noir et blanc,
Soit en demi teintes,
Soit hauts en couleur.

Moments de souffrance,
Moments de joie,
Tantôt douce mélodie,
Tantôt amère complainte.

Des larmes, des éclats de rire,
De multiples souvenirs
De mon passé, parfois détachée
Car fixée sur le présent.

Certes mon Cœur est meurtri
Mais de ses cendres est revenu à la Vie,
Pour jouir dans l'instant,
Des bienfaits du présent.

La Vie et le Temps

La Vie n'est qu'un court passage.

On pense avoir le temps,

On prend tout son temps.

Puis un beau jour, on se réveille.

Dix ans ont passé !

Hâtons-nous de Vivre !

Respirez le Présent

Quels que soient vos souvenirs
Aussi agréables soient-ils,
Quels que soient vos projets
Aussi moteurs soient-ils,

Ne les laissez pas étouffer votre Présent !

Le passé est un souvenir présent
Le futur, un espoir présent
Et le présent est cette immédiateté
Qui a le plus de valeur.

Reconnectez-vous à Vous
Et aux Autres,
Avec une pleine conscience
Et non l'Esprit ailleurs.

Respirez la Vie
Ici et maintenant.
Difficile parfois,
Je vous l'accorde.

Alors prenez ou reprenez conscience
De ces petites choses de la Vie.
Percevez ces petits pétales de Bonheur
Parsemés Autour de Vous.
Cueillez les pour en faire un bouquet de Plaisir.

Revenir en Arrière

Peut-être vous êtes-vous déjà posé la question ?

Si vous aviez cette opportunité
Que changeriez-vous dans votre Vie ?

Une douleur à effacer,
Une erreur à rectifier,
Des excuses à exprimer,
Des sentiments à avouer,

Ou peut-être ne rien changer ...

Oseriez-vous le faire
Pour donner un sens nouveau à votre Vie ?

Mais alors
Quelle serait votre Vie ?

Occasions Manquées

Que de temps perdu
Lorsque tu penses aux occasions manquées,
A tous ces instants qui auraient pu être
Mais qui ne sont plus.

Parfois, une main se tend vers Toi,
Une oreille se pose, prête à écouter,
Un sourire retenu
Pour ne pas heurter ta souffrance,
Est perceptible
Dans la brume de tes jours et tes nuits

Mais, la seule personne qui puisse
Rallumer la lumière dans ton obscurité intérieure,

C'est Toi !

Allez relève Toi, fais face, bats-toi !
Si tu ne veux pas le faire pour Toi,
Alors fais-le au moins
Pour la personne que tu vois dans ton miroir.

La Solitude

Seul au Monde

On se sent parfois tellement "seul au monde" tellement "isolé,
Qu'on a l'impression que demander de l'aide ne servira à rien.

C'est une illusion de votre mal être !
Réapprenez à aller vers les autres,
A accepter cette main tendue.

Brisez les murs de votre solitude.
Osez, levez-vous,
Ouvrez la porte du monde extérieur.

Respirez à nouveau
Pour Vivre...

Invitée ou pas

La solitude s'invite parfois à notre table,
Silencieuse et complice
De ce vide installé en nous.

Elle invite nos souvenirs
Sans même nous le demander,
Pour nous divertir.

Nous la retrouvons le matin
Au lever du jour,
Prête à nous dire bonjour.

Elle nous accompagne,
Nous serrant dans ses bras,
Nous isolant du monde.

Elle s'infiltre au plus profond de notre Ame
Recouvrant notre Cœur
D'un voile de tristesse.

Pour autant, la solitude choisie
Peut être salutaire.
Nous y retrouvons ce "nous "
Parfois oublié.

Solitude

La solitude subie
Pèse et nous ronge de l'intérieur.
Rejetez cette solitude morale.

Entourez-vous de personnes
Qui vous ramènent à la réalité,
Même si vous n'en avez pas envie.

Vivez à nouveau.

S.o.l.i.t.u.d.e.

S…ouffrance de l'âme

O…ubli du monde qui nous entoure

L…assitude d'un cœur qui ne sait plus Vivre

I…nfinie tristesse flirtant avec détresse

T…enir en apnée

U…n cœur parfois sur le point de flancher

D…écouvrir le remède

E…t de la mélancolie s'extirper

Les vertus du Cœur

Si Peu et pourtant Tellement

Un regard

Un geste

Un mot

Une attention

Un merci

Une écoute

Un peu de son temps

Un ton de voix

Un silence

...

Un petit Mot

Un petit mot qui n'a l'air de rien.
Pourtant, il exprime tant de choses.

Petit ou grand,
Il prend naissance au fond du Cœur.
Prononcé avec douceur,
Il éloigne l'indifférence.

Facile à prononcer
Et pourtant difficile à dire parfois,
Voire inconnu pour certaines personnes.

Ce petit mot est

Merci

La Gentillesse

Etre gentil, c'est écouter la voix de votre Cœur

Non, non, ce n'est pas être stupide
Bien que certaines personnes vous disent le contraire

Etre gentil,
C'est tout simplement être ouvert aux autres
Plutôt que d'être centré sur ses propres intérêts.

Et je crois qu'aujourd'hui
Il faut presque du courage,

Car à contre-courant peut être
De ce que disent les autres.

C'est peut-être prendre le risque
Qu'on profite de vous

Mais c'est surtout
Une preuve d'intelligence.

Car c'est comprendre les bénéfices
De la Bonté.

La Sensibilité

Ce n'est pas de la fragilité,
Bien au contraire.
Pourtant, on la cache parfois,
On l'étouffe même de peur de...

C'est Etre Soi, tout simplement
Avec son Cœur, son Ame.
Nous sommes touchés,
Autant par le bien qui nous arrive,
Que les maux qui nous frappent
Et qui arrivent aux Autres.

C'est la voix de votre Cœur
Que vous percevez,
Au-delà du bavardage de votre mental.

Ne brimez pas votre sensibilité,
Laissez-lui de la place.
Vivez en harmonie avec elle.

Ces Personnes qui vous veulent du Bien

Il y a des personnes capables
De voir lorsque vous n'allez pas bien.
Elles perçoivent que votre Cœur pleure.

En venant vers vous,
Elles ne cherchent pas à vous faire dire
Ce que vous ne voulez ou ne pouvez raconter.

Bien au contraire, elles essaient de vous faire rire
Pour vous sortir de vos pensées noires,
Pour vous apporter ce "petit" je ne sais quoi
Qui vous montrera pour un instant,

La lumière au bout du tunnel ...

Cette Beauté Intérieure

Pourriez-vous vivre avec une personne
Belle à l'extérieur
Laide à l'intérieur ?

Pourtant, certaines personnes
Cherchent toujours, encore cette beauté extérieure
Chez l'Autre, chez Elles.

Maquillage, Onguent, chirurgie
Même le meilleur plasticien du monde,
Aucun ne pourra nous rendre beau.

Au-delà de notre enveloppe charnelle
Ephémère,
Il y a cette beauté intérieure de l'Ame,
Eternelle.

Aussi, travaillez au moins autant
Votre personnalité que votre apparence.
C'est cela qui vous rendra "beau"
Aux yeux des autres.

Au fur et à mesure que votre Ame s'éclaircit
Votre visage, votre regard, votre sourire
S'illuminent et vous embellissent.

Vous donnez alors une nouvelle dimension
A votre Etre ...

Pour preuve
La personne que vous Aimez
N'est-elle pas la plus belle pour Vous ?
Bien sûr, car vous percevez au-delà de l'apparence ...

La Tolérance

C'est accepter les différences.
Peu importe,
La couleur de peau,
La couleur du drapeau,
Que nous soyons Laids ou beaux,
Pauvres ou nantis.

La tolérance,
C'est accepter d'autres idées,
Qu'à tous les temps, dans toutes les langues,
Soit conjugué le verbe Aimer.

Apprendre, comprendre, entendre,
Sourire, donner et partager,
Sont les fleurs de la tolérance.

C'est peut-être cela qui fait la différence
Entre l'Homme et l'Humain.

Donner

Connaissez-vous le Bonheur dans la joie de donner aux autres ?

Vous êtes-vous parfois senti seul
Alors que bien entouré ?
Des mots au bord des lèvres,
Aussi vite ravalés.

Des larmes au bord du cœur
Par un sourire masquées,
Parfois si loin du Bonheur
Pourtant faisant tout pour l'approcher.

N'avez-vous jamais reçu un sourire
Qui a réchauffé votre Ame transie ?
Quelques mots qui ont adouci votre douleur ?
Un zest d'attention qui a réchauffé votre cœur ?

Oui ?

Alors, savez vous
Que vous pouvez, vous aussi
Faire cela
Pour bien plus malheureux…

Si j'étais à sa Place…

Je ferais, je dirais telle et telle chose…
C'est tellement facile de dire !

Si vous étiez à sa place,
Dans ses chaussures,
Vous porteriez son vécu,
Vous ressentiriez ses émotions,
Ses préjugés, ses peurs, ses doutes
Non ?

Vous auriez alors son passé comme bagage
Son présent et son futur.
Etes-vous sûr que vous agiriez comme vous l'aviez dit
Ou plutôt comme cette personne ferait ?

Vous n'êtes pas "lui" ou "elle"

Avant de dire, la prochaine fois,
Mettez ses chaussures,
Tentez de comprendre,
Essayez d'être au même diapason
Vous verrez peut-être alors
Que vos émotions ressemblent aux siennes.

S'excuser

S'excuser ne signifie pas forcément

Que l'Un a raison ou

Que l'Autre a tort !

Cela signifie simplement

Que la Relation pour Toi

Est plus importante que ton Ego...

Mots Dits ou « maudits »

Ces Mots (maux) là

Que l'on n'a jamais osé dire,
Que l'on n'a même jamais écrits
Sont toujours là.

Ils peuvent même nous hanter,
Au cours de nos nuits,
Surgir à l'improviste
Sans même notre accord.

Parce que ces "maux" là sommeillent
Tout en restant en alerte,
Prêts à sortir de leur léthargie,
Prêts à bondir hors notre mémoire

Ces mots qui auraient peut-être tout changé !
Ces mots-là ne disparaissent pas toujours
Au fond de cet abîme qu'on nomme l'oubli.
Non, ces mots se transforment

Soit en regrets
Qui hantent notre présent,
Soit en cendres
Qui se consument encore.
Exprimez-les à un moment ou un autre.

La Rumeur

Invisible adversaire,
Prenant souvent naissance
Dans un malentendu.

Peinant à prendre forme au départ,
Se fortifiant au fil du temps,
Se nourrissant de « on-dit ».

Insidieuse et sournoise
Ou excitante et destructrice,
Tout dépend pour qui.

Elle se dit à voix basse,
Se chuchotant à l'oreille,
A toute heure, de jour comme de nuit.

Tantôt bavarde, tantôt méprisante,
Elle court vite cette rumeur,
Nous épiant sans cesse.

Elle se propage et rien ne l'arrête,
Car elle grandit avec le temps.

Nourrissant et occupant le temps,
Elle attise les passions.
Des conversations, en est le piment.

Elle peut tuer sans raison
Toute une réputation.

Jamais on ne peut savoir « Qui la crée, qui la croit ? »

Si vieillir m'était Conté

Si Vieillir m'était Conté...

Avoir Vécu !

Avoir Appris !

Avoir su Aimer !

Avoir su Donner !

Et Vivre, Apprendre, Aimer et Donner encore

Dans le mot "Vieillesse"

Retenez le mot VIE.

Vos Rides sont les plus beaux Ecrits de votre Vie

Au creux de chacune d'entre elles,
On peut lire vos joies, votre tristesse, vos souffrances,
votre colère.

Elles sont à ciel ouvert, elles sont Vous
Et c'est là où vous êtes le plus authentique.

Elles sont la carte de votre Vie
Comme on peut retrouver la pluie, le vent et le soleil sur des paysages différents.

Vos rides sont belles, touchantes à lire
Car elles sont votre vécu et votre Ame !

Vos rides veulent aussi dire que vous avez ri ou souri au moins une fois dans votre Vie
Et vous le pouvez toujours ...

L'Empreinte du Temps

Le temps égrène ses années
Et marque de son empreinte
Notre Vie qui passe.

Empreinte indélébile,
Parfois estompée,
Mais toujours visible.

Laissée sur notre peau,
Imprimant comme il se doit
Nos douleurs, nos maux,
Nos sourires et nos joies.

Parfois d'expression,
Creusées par l'âge,
D'autres fois Patte d'oie
Ou ride du lion.

A qui souvent nous déclarons la guerre
Voulant à tout prix leur faire la peau.
Pourtant, elles peuvent être belles
Car elles sont vous tout simplement.

Elles livrent à ciel ouvert votre histoire
Sans pouvoir y surseoir.
Et c'est là toute votre beauté.
Votre vécu que vous portez.

Elles, ce sont vos rides.

Des Pétales de Bonheur

Ces Eclats de Bonheur

Ne courez pas après le bonheur.
Prenez juste conscience
De ces parcelles de lumière
Parsemant le fil de vos jours.

Certes, la souffrance peut être là
Côtoyant parfois une douleur sourde
Au creux de votre Ame
Vous rappelant sa présence.

Pour autant, observez, décelez
Et attrapez ces éclats de bonheur,
Fugitifs pour certains,
Jouissifs pour d'autres.

Ne souriez pas pour cacher ce mal être.
Souriez pour partager avec des proches
Ces étincelles de lumière
Qui vous montreront peut-être

Le bout du tunnel ...

Ces petites Fleurs aux pétales de Bonheur

Des petites fleurs des prés
Fleurissent autour de nous.
Mais nous sommes tellement pressés
De trouver d'autres fleurs,
Que nous les piétinons
Sans même nous en apercevoir.

Et si ces petites fleurs
Fleurissant à nos pieds,
Avaient des pétales de bonheur.

Autour de vous, observez !
Ces pétales sont ces instants de lumière
Auprès de personnes chères
Dans ces petits « riens »
Qui font votre quotidien.

Les voyez-vous ?
Ou cherchez vous
L'inaccessible au-delà du possible…

Les Roses de la Vie

Cueillez la Vie
A portée de votre main.
Maintenez-la en Vie
Pour que naisse un lendemain.

Elle peut être laborieuse
Comme elle peut être merveilleuse.
Point de hasard à la croisée des chemins,
Juste la rencontre de votre destin.

La tête, il vous faut lever
Pour saisir les opportunités.
Sachez que votre volonté
Peut aussi les créer.

Devant vous un bout de chemin,
Derrière vous, de vos souvenirs, un parchemin
Aussi avancez, c'est la clé de votre survie
Pour cueillir les roses de votre Vie.

Même si les fleurs de votre Cœur sont fanées
L'arrivée du printemps, vous ne pourrez empêcher.
De nouveau, la floraison s'opérera
Et de ces graines, votre Ame renaîtra

Pose-Toi

Assieds-Toi.
Regarde le soleil est là !
Ferme les yeux juste un instant.

Lâche ces pensées
Qui te torturent ou s'insinuent déjà en Toi.

Respire profondément,
Va chercher au fond de Toi,
Un moment gravé à jamais
Où tes yeux pétillaient.

Rappelle-Toi !
Tu es bien maintenant.

Ouvre les yeux,
Respire profondément,
Tu as la force et le courage,
Tu as l'envie de penser à Toi,
Juste un instant.

Prends soin de Toi,
Tu es pour Toi,
Un ami qui ne t'a jamais lâché,
Qui t'accompagnera toute ta Vie.
Alors, écoute-le,
Aie confiance

Rêver ...

Posez votre Cœur.

Accordez-lui une pause.

Permettez-vous de vous évader.

Laissez votre Ame vagabonder

Et laissez-vous emporter,

Par cette belle échappée,

Pour vous ressourcer.

Un Rêve

Quand vous avez eu cette chance,
D'avoir vécu un rêve au-delà des vos espérances,
Pleurer sur sa fin serait indécent.

La Vie poursuit son chemin.
Alors relevez-vous et avancez droit devant

Vous pouvez encore aller loin ….

Ces petites Choses de la Vie

Qui font tellement de bien !

R...egarder de vieilles photos
E...ntendre les oiseaux chanter au réveil
S...entir l'odeur de la terre après la pluie
P...rendre le temps de regarder la nature
I...nviter une amie
R...egarder dormir ceux qu'on aime
E...couter de la musique
R...elire un livre que l'on a adoré

C'est peut-être cela le Bonheur tout simplement.

Le Bonheur est souvent sur le Chemin et non au bout de celui-ci

Savoure plus consciemment le moment,
Avant qu'il ne devienne un puissant souvenir de tes sens !

Ce "Bonheur", sous son apparence anodine,
Avec son lot d'imperfections et de difficultés,
Que la réalité prend toujours de vitesse,

Car tellement occupé à vivre la routine du quotidien,
Que tu ne peux y goûter vraiment !

Sache que, lorsque ce moment sera passé,
Il deviendra un souvenir.
Et là peut être que tu prendras conscience
Que le Bonheur c'était tout simplement cela...

Ces Moments Simples

De petites bribes de Vie peuvent être
De petits brins de bonheur
Qui nous effleurent
Et dont nous pouvons ressentir la douceur…

Une approche du bonheur !

Jamais Content

On est grand, on aimerait être plus petit.
On est brune, on aimerait être blonde.
On travaille, on aimerait être en vacances.
Pourtant, au bout d'un moment, on aimerait reprendre le travail.
On désire une évolution professionnelle
Vous l'avez, mais c'est trop loin de chez vous.
Il fait froid, on veut du soleil
La canicule est là, on aimerait qu'il fasse moins chaud
On est seul, on aimerait trouver l'Ame sœur
Pourtant, dès que l'on est en couple,
On aimerait parfois être seul.
....

Prenez donc conscience de ce que vous avez
Pour être un peu plus heureux,
Sinon, vous serez toujours en quête du "bonheur".

Mais qu'est-ce que le Bonheur
Si ce n'est ces "petites choses "
Qui en réalité sont de "grands biens "
Que n'a pas tout un chacun !

Des Choses Ordinaires ?

Marcher
Voir
Entendre
Respirer

Des choses ordinaires !
Me direz-vous ...

En êtes-vous sûr ?

Doit-on attendre
De risquer de les perdre
Pour prendre conscience de la chance
Que nous avons de les avoir ?

 Vivez !!!

Que votre journée soit
Aussi douce que cette plume
Prenez ce qu'il y a de meilleur en ce jour
Dans les « petites choses » de la Vie
Qui vous rendent vivants.

Prenez soin de Vous !

Evelyne